BEI GRIN MACHT SICH IHR WISSEN BEZAHLT

- Wir veröffentlichen Ihre Hausarbeit, Bachelor- und Masterarbeit

- Ihr eigenes eBook und Buch - weltweit in allen wichtigen Shops

- Verdienen Sie an jedem Verkauf

Jetzt bei www.GRIN.com hochladen und kostenlos publizieren

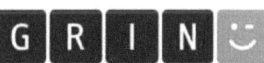

Bibliografische Information der Deutschen Nationalbibliothek:

Die Deutsche Bibliothek verzeichnet diese Publikation in der Deutschen National-bibliografie; detaillierte bibliografische Daten sind im Internet über http://dnb.d-nb.de/ abrufbar.

Dieses Werk sowie alle darin enthaltenen einzelnen Beiträge und Abbildungen sind urheberrechtlich geschützt. Jede Verwertung, die nicht ausdrücklich vom Urheberrechtsschutz zugelassen ist, bedarf der vorherigen Zustimmung des Verlages. Das gilt insbesondere für Vervielfältigungen, Bearbeitungen, Übersetzungen, Mikroverfilmungen, Auswertungen durch Datenbanken und für die Einspeicherung und Verarbeitung in elektronische Systeme. Alle Rechte, auch die des auszugsweisen Nachdrucks, der fotomechanischen Wiedergabe (einschließlich Mikrokopie) sowie der Auswertung durch Datenbanken oder ähnliche Einrichtungen, vorbehalten.

Impressum:

Copyright © 2012 GRIN Verlag
Druck und Bindung: Books on Demand GmbH, Norderstedt Germany
ISBN: 9783656318439

Dieses Buch bei GRIN:

https://www.grin.com/document/204818

Frank Wehmeier

Auswirkungen der demografischen Entwicklung in Deutschland hinsichtlich des Krankheitsbildes Demenz für das Management sowie die Ärzte und Pflegekräfte in Krankenhäusern

GRIN Verlag

GRIN - Your knowledge has value

Der GRIN Verlag publiziert seit 1998 wissenschaftliche Arbeiten von Studenten, Hochschullehrern und anderen Akademikern als eBook und gedrucktes Buch. Die Verlagswebsite www.grin.com ist die ideale Plattform zur Veröffentlichung von Hausarbeiten, Abschlussarbeiten, wissenschaftlichen Aufsätzen, Dissertationen und Fachbüchern.

Besuchen Sie uns im Internet:

http://www.grin.com/

http://www.facebook.com/grincom

http://www.twitter.com/grin_com

Universität Bielefeld
Fakultät für Gesundheitswissenschaften

Weiterbildender Fernstudiengang

Master of Health Administration

1. studienbegleitende Prüfung

Hausarbeit zum Thema:

Auswirkungen der demografischen Entwicklung in Deutschland hinsichtlich des Krankheitsbildes Demenz für das Management sowie die Ärzte und Pflegekräfte in Krankenhäusern

erstellt von: Frank Wehmeier

vorgelegt am: 24.08.2012

Inhalt

Inhalt 2

I Abbildungsverzeichnis 3

1 Einleitung 4

2 Ziel der Arbeit 5

3 Einführung in die Thematik 6

    3.1. Darstellung der demografischen Entwicklung in Deutschland 6

    3.2. Vorstellung des Krankheitsbildes Demenz 8

    3.3. Besonderheiten der Versorgung von Demenzkranken 9

4. Forschungsstand 10

    4.1. Auswirkungen des demografischen Wandels auf die prognostizierten Demenzerkrankungen in Deutschland 10

    4.2. Versorgungssituation Demenzkranker in Krankenhäusern 13

5. Auswirkungen aufgrund der prognostizierten Entwicklung 15

    5.1. für das Krankenhausmanagement 15

    5.2. für die Ärzte[1] und Pflegekräfte im Krankenhaus 16

6 Ausblick 19

7 Fazit 21

II Literaturverzeichnis 22

---

[1]Aus Gründen der Vereinfachung und besseren Lesbarkeit wird die männliche oder die weibliche Form verwendet. Darin ist das jeweils andere Geschlecht mit einbezogen.

I Abbildungsverzeichnis

Abbildung 1: Lebenserwartung nach ausgewählten Altersstufen

Abbildung 2: Bevölkerung nach Altersgruppen 2008, 2020 und 2060

Abbildung 3: Prozentuale Verteilung der Demenzkranken in Deutschland im Jahre 2002 nach Alter und Geschlecht sowie geschätzte Anzahl Betroffener für die Bevölkerung 2007

Abbildung 4: Krankenhausfälle nach Altersgruppen - Status-Quo Szenario

Abbildung 5: Krankenhausfälle nach Altersgruppen - Szenario mit sinkender Behandlungsquote

1 Einleitung

In der öffentlichen Diskussion gerät das Thema Alter und Leben im Alter immer mehr in den Fokus. Besondere Bedeutung gewinnt diese Diskussion vor dem Hintergrund, dass sich die Verteilung der Altersklassen der Gesamtbevölkerung in Deutschland in den letzten Jahren bereits deutlich zu Lasten der Jüngeren verschoben hat und sich dieser Trend in den weiteren Jahrzehnten noch verstärken wird. Neben einer sehr niedrigen Fertilitätsrate von ca. 1,3 Geburten pro Frau ist die gestiegene Lebenserwartung ein Grund für diese Entwicklung (Ulrich, S. 339). Was auf dem ersten Blick für den einzelnen Älteren positiv aussehen mag, kann makroökonomisch für Sprengstoff zwischen den Altersklassen hinsichtlich der Verteilung von Lasten und Ressourcen sorgen und mikroökomisch die Einrichtungen des Gesundheitswesens vor große Herausforderungen stellen. Auf die zunehmende Alterung der Menschen und den gleichzeitigen Anstieg der absoluten Zahl dieser Gruppe, müssen sich gerade auch Krankenhäuser vorbereiten. Eine Prognose des Statistischen Bundesamtes geht davon aus, dass im Jahre 2030 mehr als 62 % der Krankenhauspatienten 60 Jahre und älter sein werden (Statistisches Bundesamt 2010, S. 15).Ältere Menschen leiden oft auch an Multimorbidität, dass heißt, sie haben Vorerkrankungen und müssen bei ihrer akuten Krankenhausbehandlung dementsprechend in der Regel ökonomisch aufwendiger behandelt werden. Vor organisatorischen Herausforderungen steht ein Krankenhaus dann, wenn es demente Patienten im Krankenhaus wegen ihrer Demenz oder eben einer akuten anderen Erkrankung wie z.B. einer Frakturversorgung behandeln muss. Da ein Zusammenhang zwischen Alter und Demenz besteht (Weyerer 2005, S. 11) ist davon auszugehen, dass die Prävalenz der Demenz in der Gesamtbevölkerung weiter zunimmt. Es ist also wichtig, dass sich auch Krankenhäuser auf die Zunahme dieses Patientenklientels einstellen. Das gilt insbesondere vor dem Hintergrund des derzeit oft diskutierten Ärztemangelsund regional auftretenden Pflegekräftemangels in Krankenhäusern.

2 Ziel der Arbeit

Ziel dieser Hausarbeit ist die Untersuchung der Auswirkungen und Folgen der demografischen Entwicklung in Deutschland hinsichtlich des Krankheitsbildes Demenz für das Management und die Pflegekräfte in Krankenhäusern. Die Arbeit beginnt mit einer Darstellung der prognostizierten demografischen Entwicklung in Deutschland, anschließend werden in einer kurzen Übersicht das Krankheitsbild Demenz und die Besonderheiten hinsichtlich der Pflege dieses Patientenklientels vorgestellt. Im weiteren Verlauf der Arbeit wird der aktuelle Forschungsstand zur demografischen Entwicklung in Deutschland hinsichtlich der künftigen Altersstruktur sowie der Prävalenz der Demenzerkrankungen beleuchtet. Das Kapitel findet seinen Abschluss mit einer Beschreibung der derzeitigen Versorgungssituation Demenzkranker in Krankenhäusern. Aufbauend auf den derzeit vorliegenden Forschungserkenntnissen hinsichtlich der demografischen Entwicklung und der Häufigkeit der Demenzerkrankung werden im darauffolgenden Kapitel deren Auswirkungen für die Krankenhäuser analysiert. Hierbei erfolgt eine Differenzierung zwischen dem Krankenhausmanagement sowie den Ärzten und Pflegekräften. Inwieweit die Zunahme dementer Patienten für Krankenhäuser eine künftige Herausforderung sein wird und wie erste Versuche angegangen wurden, wird abschließend in einem Ausblick und Fazit thematisiert.

3 Einführung in die Thematik

3.1 Darstellung der demografischen Entwicklung in Deutschland

Die demografische Entwicklung in Deutschland ist dem Grunde nach durch zwei wesentliche Entwicklungen geprägt. Zum einen sind dies seit den 1970er Jahren anhaltend niedrige Geburtenraten, die zum Ersatz der Elterngeneration nicht ausreichend sind und zwangsläufig unter der Prämisse, dass andere Faktoren, wie z.B. eine vermehrte Zuwanderung ausbleiben, zu einem Altern der Gesellschaft führen (Nowossadeck 2012, S. 1f.). Zum anderen ist zu beobachten, dass die Lebenserwartung, die angibt, wie viele Lebensjahre eine Person mit einem bestimmten Alter unter den gegebenen Sterblichkeitsverhältnissen im Durchschnitt noch zu erwarten hat, ständig weiter steigt (vgl. Abb. 1).

Durchschnittliche und fernere Lebenserwartung nach ausgewählten Altersstufen

Sterbetafel		2005/2007	2006/08	2007/09	2008/10
Alter 0	Männer	76,89	77,17	77,33	77,51
	Frauen	82,25	82,40	82,53	82,59
Alter 20	Männer	57,49	57,74	57,90	58,05
	Frauen	62,72	62,85	62,97	63,03
Alter 40	Männer	38,20	38,44	38,59	38,73
	Frauen	43,08	43,20	43,32	43,37
Alter 60	Männer	20,75	20,93	21,04	21,16
	Frauen	24,61	24,71	24,81	24,85
Alter 65	Männer	16,93	17,11	17,22	17,33
	Frauen	20,31	20,41	20,52	20,56
Alter 80	Männer	7,56	7,65	7,67	7,71
	Frauen	8,92	8,97	9,04	9,06

Abbildung 1: Lebenserwartung nach ausgewählten Altersstufen

Quelle: Statistisches Bundesamt, Bevölkerung Deutschlands bis 2060 – 12. koordinierte Bevölkerungsvorausberechnung, S. 17

Beide Entwicklungen zusammen führen zu einer Steigerung der Gruppe der Älteren. Nach der 12. koordinierten Bevölkerungsvorausberechnung des Statistischen Bundesamtes (s. Abb. 2) nimmt die Gesamtbevölkerung von 2008 bis 2060 von 82 Millionen Menschen in Deutschland auf mindestens 70,1 Millionen ab (Variante Obergrenze).

Alter in Jahren von ... bis unter ...	2008	2020				2060			
		„mittlere" Bevölkerung, Untergrenze		„mittlere" Bevölkerung, Obergrenze		„mittlere" Bevölkerung, Untergrenze		„mittlere" Bevölkerung, Obergrenze	
			Veränderung zu 2008		Veränderung zu 2008		Veränderung zu 2008		Veränderung zu 2008
Millionen Personen									
0 bis unter 20 ...	15,6	13,6	-2,0	13,7	-1,9	10,1	-5,5	11,0	-4,6
20 bis unter 30 .	9,9	8,5	-1,3	8,7	-1,2	6,1	-3,8	6,7	-3,2
30 bis unter 50 .	24,3	19,8	-4,4	20,1	-4,2	14,6	-9,7	16,3	-8,0
50 bis unter 65 .	15,5	19,2	3,7	19,3	3,8	11,9	-3,6	13,2	-2,3
65 bis unter 80 ..	12,7	12,6	0,0	12,7	0,0	12,9	0,3	13,7	1,0
80 und älter	4,1	6,0	1,9	6,0	2,0	9,0	5,0	9,2	5,2
Insgesamt	82,0	79,9	-2,1	80,4	-1,6	64,7	-17,4	70,1	-11,9
Prozent									
0 bis unter 20 ...	19	17	-13	17	-12	16	-35	16	-29
20 bis unter 30 .	12	11	-14	11	-12	9	-38	10	-32
30 bis unter 50 .	30	25	-18	25	-17	23	-40	23	-33
50 bis unter 65 .	19	24	24	24	24	18	-23	19	-15
65 bis unter 80 .	15	16	0	16	0	20	2	19	8
80 und älter	5	8	48	7	48	14	123	13	128
Insgesamt	100	100	-3	100	-2	100	-21	100	-15

Abbildung 2: Bevölkerung nach Altersgruppen 2008, 2020 und 2060

Quelle: Statistisches Bundesamt, Bevölkerung Deutschlands bis 2060 – 12. koordinierte Bevölkerungsvorausberechnung, S. 17

Gleichzeitig aber nimmt der Anteil der über 65-jährigen in dem gleichen Zeitraum von 16,8 Millionen auf 22,9 Millionen zu (Variante Obergrenze). Selbst mit der Variante „Untergrenze" würde diese Altersgruppe bereits auf 21,9 Millionen Menschen steigen. Prozentual ausgedrückt wäre dies gemessen an der für 2060 prognostizierten Gesamtbevölkerung ein Anteil von mindestens 32 %. Im Vergleich hierzu betrug der Anteil der über 65-jährigen an allen im Jahr 2008 nur 20 %. Differenziert man nun noch weiter und analysiert die Daten der Altersgruppe der über 80-jährigen, so kann man feststellen, dass der Anteil dieser Gruppe im Jahr 2008 noch 4,1 Millionen betrug. Für das Jahr 2060 werden aber bereits mindestens 9 Millionen prognostiziert. Damit beträgt der Zuwachs dieser Altersgruppe mehr als 100 Prozent. Diese Entwicklung ist ganz entscheidend für die Veränderung bestimmter Häufigkeiten in den Erkrankungen, die schon jetzt vorwiegend ältere Menschen treffen. Ein typisches Beispiel hierfür ist u.a. die Demenz.

3.2. Vorstellung des Krankheitsbildes Demenz

Zu Beginn des 19. Jahrhunderts übernahm der Psychiater E. Kraepelin den Begriff „senile Demenz" in Deutschland. Er beschrieb die Demenz als einer der ersten Psychiater als Verringerung der Merkfähigkeit. Der heute umgangssprachliche Ausdruck „Alzheimer Erkrankung" wurde nach Werner ebenfalls von Kraepelin geprägt, zu dem Alois Alzheimer wechselte (Werner 1997, S. 20). Alzheimer hatte erstmals die besonderen Veränderungen im Gehirn einer verstorbenen Patientin beschrieben. Er stellte fest, dass sich Protein-Ablagerungen im Hirngewebe bilden. Möglicherweise ist das der Grund dafür, dass Nervenzellen absterben und Signale zwischen den Nervenzellen nicht mehr richtig weitergeleitet werden. Die genauen Hintergründe werden noch erforscht. Die Demenz ist ein Krankheitsbild mit verschiedenen Ursachen. Es lassen sich unterscheiden (Förstl et al. 2003, S. 327)

- Degenerative Demenzen (z.B. Alzheimer)

- Vaskuläre Demenzen (z.B. Multiinfarkt-Demenz)

- Mischformen von Demenzen (z.B. Alkoholdemenz)

- Sonstige Demenzen (z.B. AIDS-Demenz)

Weyerer führt aus, dass bei durchgeführten Studien in den westlichen Industrieländern etwa zwei Drittel der Demenzformen der Alzheimer Demenz zuzuordnen sind (Weyerer 2005, S. 8). Alle Arten der Demenz sind in der internationalen Klassifizierung von Krankheiten (ICD-10-GM) wiederzufinden. Sie werden abgebildet in den Diagnosegruppen F00 bis F03. Hier wird Demenz als ein „Syndrom als Folge einer meist chronischen und fortschreitenden Krankheit des Gehirns mit Störung vieler höherer kortikaler Funktionen, einschließlich Gedächtnis, Denken, Orientierung, Auffassung,

Rechnen, Lernfähigkeit, Sprache und Urteilsvermögen" definiert (ICD-10-GM). Neben der bereits oben ausgeführten Abnahme der Gedächtnisleistung und des Denkvermögens werden nach Weyerer in den diagnostischen Leitlinien der Demenz auch erhebliche Beeinträchtigungen des täglichen Lebens als Voraussetzung für das Vorliegen einer entsprechenden Demenzdiagnose vorausgesetzt. Konkret fallen hierunter zum Beispiel Probleme beim Ankleiden, Essen oder bei der persönlichen Hygiene (Weyerer 2005, S. 8).

3.3. Besonderheiten der Versorgung von Demenzkranken

Die Kombination von Gedächtnisstörungen oder –verlust sowie Beeinträchtigung bei bestimmten Verrichtungen machen die Pflege dieser Patienten sehr aufwändig, unabhängig davon, wo und wer diese Menschen pflegt. Demente Patienten erfordern eine ständige Beobachtung. Durch unvorhersehbares Verhalten wie weglaufen können sie sich gefährden, da ihre Kontrollverluste eingeschränkt sind. Stürze können die Folge solchen Verhaltens sein. Demenzkranke können aber nicht nur sich in Gefahr bringen, darüber hinaus können auch andere Menschen durch plötzlich auftretendes aggressives Verhalten gefährdet werden. Pflegende müssen viel Geduld aufbringen und zuhören können (Steck 1997, S. 63). Der Demenzkranke muss ernstgenommen und respektvoll behandelt werden. Urininkontinenz oder zusätzlich notwendig werdende Reinigungsarbeiten durch Kotschmieren, was bei Demenzkranken im mittelschweren Stadium relativ häufig beobachtet wird, sind nach Lind unvorbereitete Mehrarbeiten für die Pflegenden (Lind 2011, S. 45). Demenzkranke sind nur eingeschränkt in der Lage, über ihre Bedürfnisse oder auch über Veränderungen in oder an ihrem Körper zu reden (Archibald 2007, S. 66). Demzufolge wird eine größere Aufmerksamkeit und Hinwendung von Pflegenden notwendig. Smoliner und Wirth führen in diesem Zusammenhang aus, dass bereits schon in frühen Krankheitsstadien Einschränkungen bei der Konzentration hinsichtlich der Nahrungsaufnahme zu beobachten sind, die zu einer unzureichenden Energieaufnahme und damit zu einem dauerhaften Gewichtsverlust führen (Smoliner, Wirth 2012, S. 1159).Nach Nübel haben Demenzkranke auch geschlechtsspezifisch unterschiedliche Ausprägungen (Nübel 2012, S. 79). Während demente Männer eher aggressiv sind, haben Frauen häufiger Depressionen. Ebenso empfinden Männer die fehlende Selbstkompetenz belastender als Frauen. Nübel führt weiter aus, dass sich viele an Demenz erkrankte Männer nichts von jungen Mitarbeiterinnen sagen lassen (Nübel, ebenda). Pflegende haben sich entsprechend auf diese unterschiedlichen Bedürfnisse einzustellen.

4. Forschungsstand

4.1. Auswirkungen des demografischen Wandels auf die prognostizierten Demenzerkrankungen in Deutschland

Neben einigen älteren Metaanalysen über die Prävalenz der Demenz ist insbesondere die jüngere Studie von Ziegler und Doblhammer wegweisend. Die Ergebnisse sind in der Abbildung 3 dargestellt. Die Studie basiert auf einer Auswertung von Daten der gesetzlichen Krankenversicherungen in Deutschland aus dem Jahr 2002. Mit 2,3 Millionen Fällen war die Stichprobe groß genug, um als repräsentativ für ganz Deutschland zu gelten. Die Forscher kamen zu dem Ergebnis, dass im Jahr 2002 bereits ca. 1,2 Millionen Menschen an einer schweren bis mittleren Demenz erkrankt waren. Frauen sind hiervon deutlich öfter betroffen als Männer. Es wurde auch festgestellt, dass die Prävalenzraten in den höheren Altersgruppen deutlich zunehmen. Sie steigen bei Männern und Frauen gleichermaßen von unter 1% bei den 60- bis 64-jährigen auf 30 % bei den über 95-jährigen Männern und ca. 38% bei der gleichen Altersklasse der Frauen. Bei den über 100-jährigen Frauen beträgt der Anteil sogar schon 43%. Das Alter wird als einer der wichtigsten Risikofaktoren für die Prävalenz, also die Häufigkeit einer Erkrankung und die Inzidenz, der Anteil der Neuerkrankungen bei der Demenz gesehen (Weyerer 2005, S. 10).

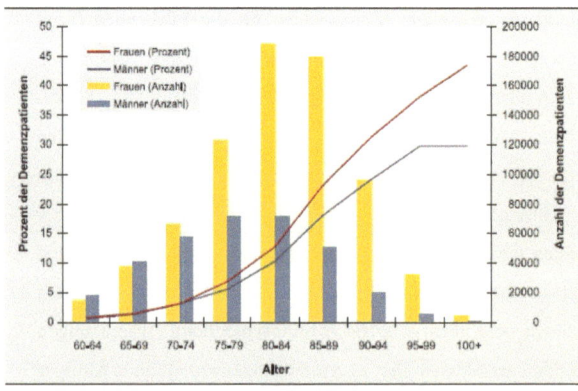

Abbildung 3: Prozentuale Verteilung der Demenzkranken in Deutschland im Jahre 2002 nach Alter und Geschlecht sowie geschätzte Anzahl Betroffener für die Bevölkerung 2007

Quelle: Max-Planck Institut für demografische Forschung, Demografische Forschung aus einer Hand, 2008/4, S. 4

Unter Berücksichtigung der bereits skizzierten demografischen Entwicklung in Deutschland mit einer zunehmenden Verschiebung der Altersstruktur hin zu den älteren Bevölkerungsgruppen, entwickeln die Studienergebnisse ihre volle Brisanz für die Prävalenzquoten der kommenden Jahrzehnte. Losgelöst von der Untersuchung, wie viele Demenzkranke es in Deutschland gibt oder künftig geben wird, steht im Fokus dieser Arbeit, wie viele Patienten mit einer Demenz im Krankenhaus behandelt werden. Legt man zur Bestimmung dieser Größe die Hauptdiagnosen F00 bis F03 der ICD-10-GM zu Grunde, so wurden diese in 2010 25.136 – mal in Krankenhäusern verschlüsselt. Gemessen an der Gesamtzahl der verschlüsselten Hauptdiagnosen ist dieser Anteil mit 0,14% sehr gering. Dennoch kommt das Statistische Bundesamt zu dem Schluss, dass es auch bei den Demenzerkrankungen zu einem deutlichen Anstieg der Krankenhausfälle kommen wird(Statistisches Bundesamt 2010, S. 13). Begründet wird dies mit der demografischen Entwicklung und der damit künftigen Altersstruktur der Patienten im Krankenhaus. Hierbei entwickelt das Statistische Bundesamt 2 Modellrechnungen, welche sich an den Modellen der Kompressionsthese und der Expansionsthese orientieren. Letztere geht davon aus, dass sich die Lebensphase der Gesundheit ausweiten lässt, die Menschen in der verlängerten Lebensphase aber auch länger krank sind (vgl. Abb. 4: Status Quo Szenario).

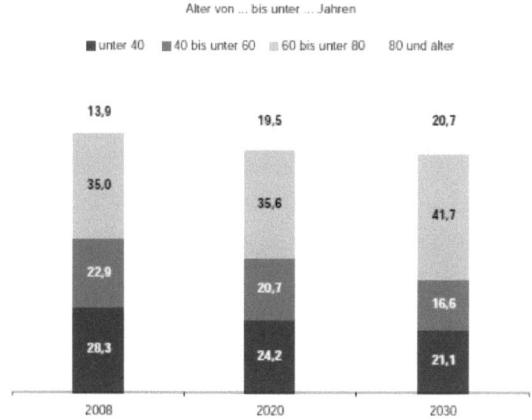

Abbildung 4: Krankenhausfälle nach Altersgruppen - Status-Quo Szenario

Quelle: Statistisches Bundesamt 2010, S. 15

Bei der Kompressionsthese geht man dagegen davon aus, dass die Menschen mit steigender Lebenserwartung auch länger gesund bleiben und sich erst nahe dem Lebensende schwere Krankheiten ereignen (vgl. Abb. 5: Szenario mit sinkender Behandlungsquote).

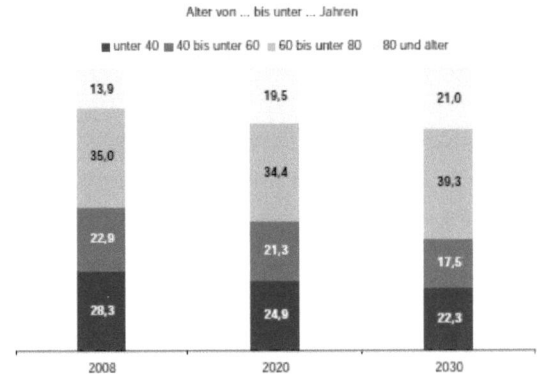

Abbildung 5: Krankenhausfälle nach Altersgruppen - Szenario mit sinkender Behandlungsquote

Quelle: Statistisches Bundesamt 2010, S. 17

Beide Modelle prognostizieren eine deutlichen Zunahme der über 60-jährigen bei den Krankenhausfällen. Kritisch hinterfragen muss man jedoch das ausschließliche Heranziehen der Hauptdiagnose als Erkrankungsparameter. Die Hauptdiagnose wird gemäß der Deutschen Kodierrichtlinien als Diagnose angegeben, die nach Analyse hauptsächlich für den stationären Aufenthalt des Patienten im Krankenhaus verantwortlich ist (InEK 2012, S. 4). Da nur wenige Fälle wegen des eigentlichen Erkrankungsbildes ins Krankenhaus eingewiesen werden, ist vielmehr die Häufigkeit der Nebendiagnose „Demenz" entscheidend. Relevante Nebendiagnosen sind Krankheiten oder Beschwerden, die entweder gleichzeitig mit der Hauptdiagnose bestehen oder sich während des Krankenhausaufenthaltes entwickeln (InEK 2012, S. 10). Hierzu gibt es beim Statistischen Bundesamt aber derzeit nur eine Darstellung der TOP 10 Nebendiagnosen zu einer Hauptdiagnose. Eine andere Möglichkeit, sich der wahren Prävalenzrate der Demenz zu nähern, ist das Heranziehen von Studien. Aber auch hier muss man feststellen, dass es keine aktuellen Studien gibt, die ausschließlich das Auftreten dementer Erkrankungen bei Patienten in Krankenhäusern betrachten, es finden sich aber mehrere Studien, die Untersuchungen in bestimmten Krankenhausfachabteilungen durchgeführt haben. Nach Kleina und Wingenfeld spiegelt insbesondere die Studie von Arolt im Jahr 1997 die Situation in Deutschland wider (Kleina, Wingenfeld 2007, S. 5). In dieser Studie wurden in zwei Lübecker Allgemeinkrankenhäusern 400 Patienten (je 200 Patienten aus chirurgischen und internistischen Abteilungen) untersucht. Die Prävalenz betrug insgesamt 12,3%. Lässt man die Ergebnisse anderer Studien mit in die Gesamtbetrachtung einfließen, kann man davon ausgehen, dass die Prävalenzrate mindestens 10% betragen dürfte. Wenn man nun diese Zahl aus 1997 als Basis nimmt und unterstellt, dass sie sich parallel zur prognostizierten Altersstruktur entwickelt, werden sich die Krankenhäuser künftig auf einen erheblichen Zuwachs dieses Patientengutes einstellen müssen. Es ist daher für das Krankenhausmanagement und auch für alle am Leistungsprozess beteiligten Personen wichtig, die besonderen Bedürfnisse von Demenzpatienten zu kennen, um die Organisation und die Behandlungsabläufe auf diese besser abzustimmen.

4.2. Versorgungssituation Demenzkranker in Krankenhäusern

Durch das beschriebene Krankheitsbild dementer Patienten stellt diese Patientengruppe Ärzte und Pflegekräfte im Krankenhaus vor besondere Herausforderungen. Nach Angerhausen et al. haben demente Patienten vielfältige Nebendiagnosen, die den Gesundheitsprozess deutlich hinauszögern (Angerhausen et al. 2010, S. 18).Zunehmender wirtschaftlicher Druck und teilweise nicht besetzte Stellen im ärztlichen und pflegerischen Dienst führen dazu, dass sich die Mitarbeiter im Krankenhaus nicht die Zeit nehmen können, die ein dementer Patient benötigt (Harms, Bigalke 2007, S. 258). Überhaupt sind demente Menschen aufgrund ihrer kognitiven Dysfunktion nicht in der Lage, sich in den Krankenhausalltag zu integrieren (Werner, Ossig 2011, S. 29).In einem Krankenhaus fehlen die sonst zuhause oder in einem Pflegeheim gewohnten Tagesabläufe. Nicht bekannte Personen oder auch schichtwechselbedingte Veränderungen bei den betreuenden Ärzten und Pflegekräften führen zu vermehrter Orientierungslosigkeit (Werner, Ossig 2011, S. 30, Deutsche Alzheimer Gesellschaft, S. 8 u. 10). Da der Krankenhausbetrieb Strukturen aufweist, die auf effiziente Gestaltung medizinischer und pflegerischer Versorgung ausgerichtet sind, führt dies zur Beteiligung zahlreicher Personen an der Versorgung, was konträr zu einer personellen Kontinuität für Demenzkranke steht (Kleina,

Wingenfeld 2007, S. 8). Nach Freter und Matter führen Orientierungslosigkeit und die Beeinträchtigungen des Kurzzeitgedächtnisses dazu, dass Demenzkranke nicht verstehen, „wo sie sind, weshalb sie in der ungewohnten Umgebung sind und was um sie herum und mit ihnen geschieht" (Freter, Matter 2010, S. 187). Dieser Zustand überfordert die Patienten. Deshalb wehren sie sich gegen notwendige Behandlungen oder verspüren sogar den Drang, aus dem Krankenhaus zu fliehen. Zusammenfassend lässt sich konstatieren, dass der Demenzkranke an sich ein äußerst schwierig in einem Krankenhaus zu versorgender Patient ist. Die aufgezeigte demografische Entwicklung zeigt, dass sich diese Patientengruppe in den kommenden Jahrzehnten vergrößert. Krankenhäuser sollten sich im Vorfeld auf diese Situation einstellen.

5. Auswirkungen aufgrund der prognostizierten Entwicklung

5.1. für das Krankenhausmanagement

Es ist bereits heute zu beobachten, dass das Durchschnittsalter der im Krankenhaus behandelten Patienten relativ hoch ist und vermutlich in Zukunft weiter steigen wird. Dies ist nicht weiter verwunderlich, spiegelt sich doch in einem Krankenhaus die Bevölkerungsstruktur als Ganzes wider. Hinzu kommt noch die Weiterentwicklung des medizinischen Fortschrittes, der die Menschen immer älter werden lässt, bevor sie vermehrt oder überhaupt im Krankenhaus behandelt werden müssen. Dieser Situation müssen sich Krankenhausleitungen stellen und ihre Prozesse und Strukturen an das alternde Klientel anpassen, wenn sie ökonomisch von diesem Trend profitieren wollen und den Patienten einen optimalen Behandlungserfolg und Service bieten möchten (Werner, Ossig 2011, S. 29). Menschen mit Demenz werden in einem Krankenhaus derzeit schon nur unter den Rahmenbedingungen einer Akutbehandlung versorgt. Diese zeichnet sich dadurch aus, dass die akute Erkrankung (Einweisungsdiagnose) primär behandelt wird. Die Demenz steht erst an zweiter Stelle (Harms, Bigalke 2007, S. 259). Die Autoren führen weiter aus, dass die demenzkranken Patienten aufgrund der fachtypischen Zuordnung ihrer Erkrankung im gesamten Haus verteilt sind und die bisherige räumliche Ausstattung der Krankenzimmer die Versorgung erschweren. Das Krankenhausmanagement wird Ideen entwickeln müssen, wie zumindest ein Teil der vorhandenen Räumlichkeiten im Krankenhaus umgeplant und neu gestaltet werden kann. Im Zusammenhang mit der Farbgestaltung führt Said aus, dass sich heute in anderen Bereichen oft verwendete Pastellfarben nicht für demente Patienten eignen, da für diese Patientengruppe Orientierung äußerst wichtig ist, „um Emotionen wie Aggressivität und Gefühle der Bedrohung oder der Verlorenheit zu vermeiden oder abzuschwächen" (Said 2012, S. 4f.). Im Zusammenhang mit einer Neuorganisation der räumlichen Gegebenheiten muss aufgrund des zukünftig vermehrten Aufkommens sicher auch darüber nachgedacht werden, inwieweit eine zentrale Betreuung der Demenzpatienten im Krankenhaus sinnvoll ist (Werner, Ossig 2011, S. 29). Vorteil einer „Demenzstation" wäre sicher auch, dass sich alle im Sinne der Demenzpatienten notwendigen räumlichen Veränderungen wie zum Beispiel ein Bodenbelag aus rutschfestem Material zur Sturzprophylaxe, die schon erwähnte Farbgestaltung oder auch eine ausreichende Versorgung mit Licht in Fluren und Zimmern örtlich beschränkt werden könnten. Zudem wären Schulungen und vertieftes Wissen im Bereich Demenz ebenfalls vordringlich für Pflegekräfte und ggf. Ärzte für diese spezielle Station erforderlich. Für Demenzpatienten wäre es sicherlich auch hilfreich, wenn alle Mahlzeiten gemeinsam mit allen anderen Demenzpatienten in einem „wohnlich eingerichteten Aufenthaltsraum der Station eingenommen werden" könnten (Werner, Ossig 2011, S. 34). Neben bautechnischen und aufbauorganisatorischen Veränderungsnotwendigkeiten, sind aber vor allem die Abläufe bei der Aufnahme und Entlassung, die derzeit für die Patienten in einem Haus vorhanden sind, kritisch zu hinterfragen. So scheint es mehr denn je gerade bei Demenzkranken wichtig zu sein, Wartezeiten bei der Aufnahme zu verkürzen und verstärkt die Angehörigen - soweit vorhanden -als Bezugsperson einzubinden. Hintergrund hierfür ist, viele Informationen über den Demenzkranken zu gewinnen, da der Patient selbst selten in der Lage ist, Bedürfnisse oder bestimmte Gewohnheiten oder Abneigungen zu artikulieren (Freter, Matter 2010, S. 190).Schon zum Aufnahmezeitpunkt könnte es Krankenhäusern gelingen, späteres mögliches Konfliktpotenzial auf den Stationen zu umgehen. Um den Aufnahmeablauf zu standardisieren, könnte zudem der von der Deutschen Alzheimer Gesellschaft 2008 entwickelte „Informationsbogen für Patienten mit einer Demenz bei Aufnahme ins Krankenhaus" verbindlich für die Patienten verwendet werden, bei denen eine Demenz bereits bekannt ist. Mit diesem Bogen haben Angehörige oder andere Bezugspersonen die Möglichkeit, vor Aufnahme ins Krankenhaus über „Routinen und Gewohnheiten, Vorlieben und Abneigungen, etwa beim Essen und Trinken, bei der Körperpflege, beim An- und Auskleiden, biografische Angaben, Angaben zu Verhalten und Situationen, die Angst erregen" Aufzeichnungen zu machen (Freter, Matter 2010, S. 191).

5.2.für die Ärzte und Pflegekräfte im Krankenhaus

Für Ärzte und Pflegekräfte steht an erster Stelle zunächst einmal, sich vermehrt Wissen über die Erkrankung und deren pflegerische und ärztliche Behandlung anzueignen. Die Erkrankung an Demenz und das vermehrte Aufkommen dieser Erkrankten im Krankenhaus sollte verstärkt ins Bewusstsein der Behandelnden treten. Erreicht werden könnte dies durch Fortbildungen mit gerontopsychiatrisch erfahrenen Ärzten und Pflegekräften und durch Hospitationen in gerontopsychiatrischen Abteilungen (Freter, Matter 2010, S. 192).

Beleuchtet man den monetären Aspekt der Prävalenz der künftigen Demenzerkrankungen, so lassen sich neben zusätzlichen Kosten, die durch die bereits im letzten Abschnitt aufgeführten Umbaumaßnahmen entstehen, auch Erlössteigerungspotenziale durch die Behandlung dieser Patientengruppe erzielen. Die Zunahme der Demenzpatienten in Krankenhäusern sollte bei den Mitarbeitern im Pflegedienst dazu führen, dass sie sensibler werden, bei dem Erkennen dieser Erkrankung und dem Anwenden entsprechender pflegerischer Maßnahmen. In diesem Zusammenhang ist es auch im Sinne der Demenzerkrankten, die aus einem Altenheim oder Pflegeeinrichtung ins Krankenhaus eingewiesen werden wichtig, dass ein strukturiertes Pflegeüberleitungsmanagement existiert. Dieses sollte sowohl vom Weg in das Krankenhaus greifen als auch wieder zurück in die gewohnte Pflegeeinrichtung (Anderson2010, S. 74f.). Durch eine frühzeitige Bekanntgabe des voraussichtlichen Entlassungszeitpunkts, kann sich die aufnehmende Gesundheitseinrichtung auf den Patienten besser einstellen und notwendige Vorbereitungen frühzeitiger treffen. Ähnlich wie bei der Aufnahme ins Krankenhaus sollten neben dem üblichen Entlassungsbrief des Arztes auch umfangreiche Pflegeüberleitungsdokumente weitergereicht werden, die Auskunft über medizinisch-pflegerische und betreuungsrechtliche Besonderheiten nach dem Krankenhausaufenthalt geben. Für eine umfassende Versorgung Demenzkranker ist auch ein Vorhandensein eines Schmerzassessments notwendig, da davon ausgegangen werden kann, dass sich Demenzkranke krankheitsbedingt nicht mehr über vorhandenen Schmerzen adäquat äußern können (Anderson 2010, S. 84). Neben dem Erfordernis einer gezielten und vertieften Kommunikation mit vor- und nachgelagerten Gesundheitseinrichtungen ist das Pflegepersonal auch gefordert, die Dokumentation von Pflegemaßnahmen vollständig durchzuführen. Die Deutsche Alzheimer Gesellschaft ruft dazu auf, die Demenz oder das Delir als Nebendiagnose zu erfassen und Informationen zu den pflegerischen Nebendiagnosen zu dokumentieren. Hilfeleistungen zu Aktivitäten des täglichen Lebens sollen neben möglichen anderen Nebenerkrankungen wie Harn- oder Stuhlinkontinenz auch den Bereich für Sicherheit umfassen wie Stürze oder herausforderndes Verhalten (Deutsche Alzheimer Gesellschaft, S. 19). Hintergrund dieser Informationen ist die Tatsache, dass das Krankenhaus mit einer berechtigt dokumentierten und nachgewiesenen Nebendiagnose Demenz den vergütungsrelevanten patientenbezogenen Gesamtschweregrad (PCCL-Wert) erhöht, was zu einer Erlössteigerung führt. Die Deutsche Alzheimer Gesellschaft sieht dadurch die Chance, den Personalschlüssel für die Pflege zu erhöhen

(Deutsche Alzheimer Gesellschaft, ebenda). Ein bisher noch gar nicht analysierter Aspekt der demografischen Entwicklung ist die Alterung des Pflegepersonals. Es kommen also künftig zwei Aspekte zusammen: zum einen wächst der Anteil der älteren Patienten und zum anderen wird durch den demografischen Wandel vermutlich auch die Belegschaft immer älter. Da die Belastungsfähigkeit mit dem Alter abnimmt, wird die gefühlte Arbeitsbelastung stetig zunehmen. Dieser Zustand impliziert zunächst einmal eine Personalmehrung, damit das vorhandene Personal entlastet werden kann. Für die Zukunft ist die Frage zu beantworten, inwiefern die Personalkosten überhaupt noch mit dem Geld, was durch die derzeitigen DRG-Erlösanteile für den ärztlichen Dienst und Pflegedienst zur Verfügung steht, finanziert werden kann.

6 Ausblick

Betrachtet man den aktuellen Forschungsstand zur Prävalenz der Demenz, so kann man feststellen, dass sich verschiedene Epidemiologen bereits seit vielen Jahrzehnten diesem Thema in diversen Metaanalysen annehmen. Durch entsprechende Publikationen der Alzheimer Gesellschaft und diverse Medienberichterstattungen kann man wohl behaupten, dass die Erkrankung, deren Folgen und Auswirkungen auch im Bewusstsein der Bevölkerung angekommen ist. Auffallend ist jedoch, dass der Fokus mehr auf die ambulante oder stationäre Altenpflege Demenzkranker gelenkt wird. Beurteilungen erfolgen also eher gesamtsystembezogen, was beispielhaft an der Auswertung von Ulrich über die prognostizierten Krankheitskosten Demenzkranker im Jahre 2050 deutlich wird. Er stellt dar, dass die Krankheitskosten von rund 9 Millionen € im Jahr 2008 auf über 21Millionen € mit der prognostizierten Altersstruktur des Statistischen Bundesamtes für das Jahr 2050 steigen werden (Ulrich, S. 341).Gesamtgesellschaftlich müssen sich also die Gesundheitsakteure vor dem Hintergrund der prognostizierten Prävalenzrate der Demenz darüber Gedanken machen, wie man die Versorgung auch sektorübergreifend für alle Beteiligten in Zukunft gestalten kann. Das Krankenhaus als ein Versorgungssektor muss hierbei zwingend mit einbezogen werden, da eben die Wahrscheinlichkeit sehr groß ist, dass gerade ältere Menschen mit Demenz wegen einer Akuterkrankung stationär behandelt werden müssen. Es wäre wünschenswert, wenn sich viele Krankenhäuser der kommenden Herausforderung stellen würden, ihre Strukturen den Versorgungserfordernissen Demenzkranker anpassen und in den Dialog mit vorgelagerten Leistungserbringern eintreten würden. Die Frage, die sich bei solchen Vorhaben stellt, ist immer auch die nach der Finanzierung. Krankenhäuser haben für die vermehrte und optimale Versorgung Demenzkranker nicht nur Kosten für eine Umorganisation, sondern wie in dieser Arbeit aufgezeigt zum Beispiel auch für den Umbau von Stationen. Krankenhäuser bewegen sich hier im Spannungsfeld zwischen den Kostenträgern, die den Standpunkt vertreten, dass alle zusätzlichen Kosten mit der Fallpauschale (DRG) abgedeckt sind und der zuständigen Landesregierung, welche für die Investitionsfinanzierung zuständig ist, aber dieser Aufgabe aufgrund der klammen Haushaltsbudgets nur unzureichend nachkommen kann. Damit neue Konzepte realisiert werden können, werden nach den Umfrageergebnissen in

Krankenhäusern von Kirchen-Peters, Verbesserungen in den Bereichen des DRG-Systems und der Abrechnungsregeln für nötig erachtet (Kirchen-Peters 2011, S. 51). Ob sich die Selbstverwaltungsparteien auf eine im Sinne der Demenzkranken gute finanzielle Lösung verständigen können, bleibt mehr als fraglich. Es ist eher davon auszugehen, dass sich mehrheitlich nur wirtschaftlich gut aufgestellte Häuser mit dem Thema ernsthaft weiter beschäftigen und ggf. notwendige Investitionen aus Eigenmitteln finanzieren. Eine adäquate flächendeckende stationäre Versorgung Demenzkranker kann auf diese Weise jedoch nicht sichergestellt werden.

7 Fazit

In Deutschland gibt es einige vielversprechende Ansätze, wie „demenzfreundliche" Konzepte in Krankenhäusern auch großflächig umgesetzt werden könnten. Anzuführen ist hier zum Beispiel das Modellprojekt „Verbesserung der Versorgung demenzkranker älterer Menschen im Krankenhaus", welches von 2005 bis 2008 in Krankenhäusern in Herdecke, Viersen, Porz und Essen durchgeführt und wissenschaftlich durch das Institut für Pflegewissenschaft in Bielefeld begleitet wurde. Einen schon sehr zukunftsweisenden Weg hat das LWL-Klinikum Gütersloh beschritten, indem es seine Abteilungen Innere Medizin, Neurologie und Gerontopsychiatrie um ein interdisziplinäres Zentrum für Altersmedizin ergänzte. Hinter dieser Konzeption steht nunmehr eine gemeinsame medizinische und pflegerische Behandlung einer definierten Patientengruppe (Meißnest 2012, S. 38).Dieser Ansatz fordert und fördert sowohl die Zusammenarbeit unterschiedlicher Professionen als auch unterschiedlicher Fachdisziplinen. Dieses Beispiel ist sicher richtungsweisend. Im Sinne einer adäquaten Versorgung unserer zunehmend alternden Bevölkerung mit den typisch einhergehenden Erkrankungen wie der Demenz bleibt es zu wünschen, dass sich viele Krankenhäuser den konzeptionellen Vorreitern anschließen und die entsprechenden Maßnahmen einleiten. Das Krankenhausmanagement sollte neben den damit verbundenen finanziellen und zusätzlichen organisatorischen Mehraufwendungen nicht vergessen, dass auch eine große strategische Chance in der Konzentration auf die Altersmedizin liegt – eins wird nämlich mit sehr hoher Wahrscheinlichkeit eintreten: der Anteil der Älteren in unserer Gesellschaft wird immer größer.

II Literaturverzeichnis

Archibald, C. (2007): Menschen mit Demenz im Krankenhaus. Ein Lern- und Arbeitsbuch für Pflegefachkräfte, Kuratorium Deutsche Altershilfe Köln

Anderson, D. (2010): Demenz und Überleitung zwischen Krankenhaus und Pflegeeinrichtung. Eine gesundheitswissenschaftliche Analyse, LIT Verlag Münster

Angerhausen, S., Bigalke, S., Daum, S., Detert, E., Lotzen, R. (2010): Demenzkranke Patienten im Krankenhaus – Einführung in das Thema. In: Stiftung Wohlfahrtspflege NRW (Hrsg.) Demenzkranke Patienten im Krankenhaus. Ein Praxishandbuch für Mitarbeiter in der Pflege, Schlütersche Verlagsgesellschaft Hannover

Deutsche Alzheimer Gesellschaft: Patienten mit einer Demenz im Krankenhaus. Begleitheft zum „Informationsbogen für Patienten mit einer Demenz bei Aufnahme ins Krankenhaus" [www document] http://www.deutsche-alzheimer.de/fileadmin/alz/pdf/-/Informationsbogen_Krankenhaus_1108.pdf, eingesehen am 10.07.2012

Deutsches Institut für Medizinische Dokumentation und Information (DIMDI) (2012): ICD-10-GM Version 2012 [www document] http://www.dimdi.de/static/de/klassi/icd-10-gm/kodesuche/onlinefassungen/htmlgm2012/index.htm, eingesehen am 10.07.2012

Förstl, H., Burns, A., Zerfass, R. (2003): Alzheimer-Demenz.Diagnose, Symptome und Verlauf. In: Förstl, H., Adler, G. (Hrsg.): Lehrbuch der Gerontopsychiatrie und – psychiotherapie, Thieme Verlag Stuttgart, New York, S. 324-345

Freter, H.-J., Matter, C. (2010): Demenzkranke und Angehörige im Krankenhaus. In: Hoefert, H.-W., Härter, M. (Hrsg.): Patientenorientierung im Krankenhaus, Hogrefe Verlag Göttingen, S. 187-196

Harms, E., Bigalke, S. (2007): Demenz im Krankenhaus. Achtung! Patient mit Demenz! Teil 1. Die Schwester, der Pfleger 03/07, S. 258-261

Institut für das Entgeltsystem im Krankenhaus (InEK GmbH) (2012): Deutsche Kodierrichtlinien 2012 [www document]http://g-drg.de/cms/G-DRG- System_2012/ Kodierrichtlinien/Deutsche_Kodierrichtlinien_2012, eingesehen am 20.07.2012

Kirchen-Peters, S. (2011): Analyse von hemmenden und fördernden Faktoren für die Verbreitung demenzsensibler Konzepte im Akutkrankenhaus. Zweiter Zwischenbericht an die Deutsche Alzheimer Gesellschaft, Institut für Sozialforschung und Sozialwirtschaft (ISO) Saarbrücken [www document] http://www.iso-institut.de/download/Zweiter_ Zwischenbericht_Alzheimer_Gesellschaft_21_03_2011.pdf, eingesehen am 20.07.2012

Kleina, T., Wingenfeld, K. (2007): Die Versorgung demenzkranker älterer Menschen im Krankenhaus, Institut für Pflegewissenschaften an der Universität Bielefeld (IPW)

Lind, S. (2011): Fortbildungsprogramm Demenzpflege. Ein erfahrungsbezogener Ansatz, Verlag Hans Huber, Bern

Meißnest, B. (2012): Zukunftsprojekt Altersmedizin – Der Gütersloher Weg. In: Meißnest, B., Kuhlmann, H.-P. (Hrsg.): Zukunftsprojekt Altersmedizin, Mabuse-Verlag Frankfurt, S. 29-42

Nowossadeck, E. (2012): Demografische Alterung und Folgen für das Gesundheitswesen. In: Robert Koch Institut (Hrsg.): GBE kompakt – Zahlen und Trends aus der Gesundheitsberichterstattung des Bundes 2/2012

Nübel, G. (2012): Wie bestimmt das Frau- und Mannsein das Leben in der Demenz. In: Meißnest, B., Kuhlmann, H.-P. (Hrsg.): Zukunftsprojekt Altersmedizin. Zwischen Heilen, Helfen und Begleiten, Mabuse-Verlag Frankfurt 2012, S. 75-81

Said, S. (2012): Licht und Farben gegen die Einsamkeit. KU Special Gesundheitsmanagement Nr. 6, 7/2012, S. 4-7

Smoliner C., Wirth, R. (2012): Ernährung bei Demenz – Eine Herausforderung für alle Beteiligten. DMW 22/2012, S. 1158-1161

Statistisches Bundesamt (2010): Demografischer Wandel in Deutschland, Heft 2 – Auswirkungen auf Krankenhausbehandlungen und Pflegebedürftige im Bund und in den Ländern [www document] http://www.destatis.de/DE/Publikationen/Thematisch/Bevoelkerung/VorausberechnungBevoelkerung/KrankenhausbehandlungPflegebeduerftige5871102109004.pdf?__blob=publicationFile, eingesehen am 21.07.2012

Statistisches Bundesamt (2009): Bevölkerung Deutschlands bis 2060 – 12. koordinierte Bevölkerungsvorausberechnung [www document] http://www.destatis.de/DE/Publikationen/Thematisch/Bevoelkerung/VorausberechnungBevoelkerung/BevoelkerungDeutschland2060Presse5124204099004.pdf?__blob=publicationFile, eingesehen am 15.07.2012

Steck, U. (1997): Pflege und Betreuung Demenzkranker. In: Wächtler, C. (Hrsg.): Demenzen frühzeitig erkennen, aktiv behandeln, Betroffene und Angehörige effektiv unterstützen, Thieme Verlag Stuttgart, New York, S. 60-68

Ulrich, R. (2012): Demografische Methoden in den Gesundheitswissenschaften. In: Hurrelmann, K. Razum, O. (Hrsg.): Handbuch Gesundheitswissenschaften, Beltz Juventa Verlag Weinheim, Basel, S. 323-342

Werner, B. (1997): Demenz. Epidemiologie, Ursachen und Folgen einer psychischen Erkrankung im Alter, Juventa Verlag Weinheim, München

Werner, V., Ossig, M. (2011): Entwicklung eines Versorgungskonzeptes für Demenzpatienten am Beispiel des Klinikum Gütersloh. In: Hellmann, W., Ehrenbaum, K. (Hrsg.): Zukunftssicherung des Krankenhauses im demografischen Wandel, medhochzwei Verlag Heidelberg, S. 29-35

Weyerer, S. (2005): Altersdemenz. Gesundheitsberichterstattung des Bundes, Heft 28, Robert-Koch-Institut Berlin

Ziegler, U., Doblhammer, G. (2008): Bereits 1.2 Millionen Demenzerkrankte in Deutschland. In: Max Planck Institut für demografische Forschung Rostock (Hrsg.): Demografische Forschung aus erster Hand 4/2008, S. 4

BEI GRIN MACHT SICH IHR WISSEN BEZAHLT

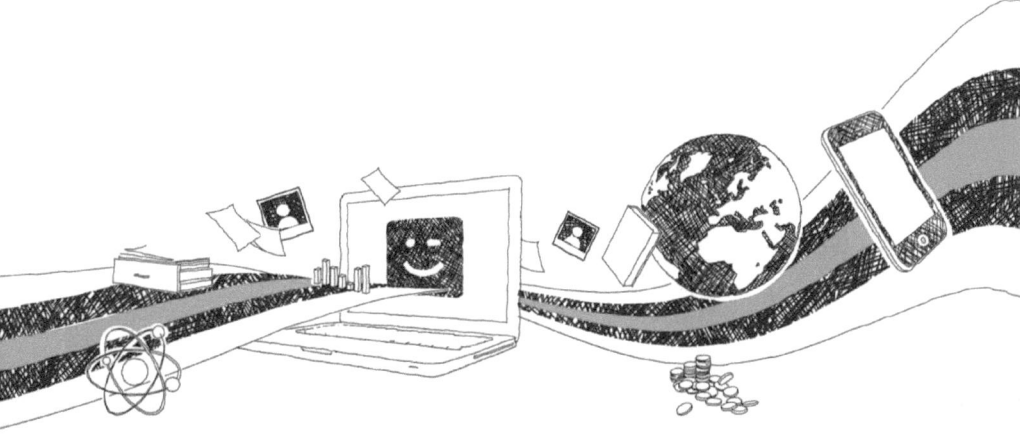

- Wir veröffentlichen Ihre Hausarbeit, Bachelor- und Masterarbeit

- Ihr eigenes eBook und Buch - weltweit in allen wichtigen Shops

- Verdienen Sie an jedem Verkauf

Jetzt bei www.GRIN.com hochladen und kostenlos publizieren

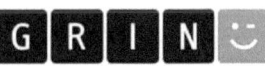